ÜBER KROPFBEFUNDE IM LEICHENHAUSE DES CHARITÉ-KRANKENHAUSES ZU BERLIN

INAUGURAL-DISSERTATION

ZUR ERLANGUNG DER DOKTORWÜRDE
DER MEDIZINISCHEN FAKULTÄT DER
FRIEDRICH-WILHELMS-UNIVERSITÄT ZU
BERLIN

VORGELEGT VON

MARTIN STAEMMLER

BERLIN
DRUCK VON GEORG REIMER
1914

Von der Fakultät zum Druck genehmigt.

Referent: Geh. Med.-Rat Prof. Orth.

Sonder-Abdruck aus Virchows Archiv Bd. 217.
Herausgegeben von Geh. Rat Prof. Dr. J. Orth.
Verlag von Georg Reimer, Berlin.

Im 205. Band des Virchowschen Archives veröffentlicht Dr. C. Davidsohn eine statistische Arbeit über den schlesischen Kropf und regt am Ende seiner Arbeit dazu an, dem Vorkommen des Kropfes in der Norddeutschen Tiefebene Beachtung zu schenken.

Davidsohn hatte in Breslau im April 1908 unter 25 sezierten Erwachsenen bei 22 kropfige Veränderungen der Schilddrüse gefunden und veröffentlicht, durch diese mehr zufälligen Befunde auf die Häufigkeit des Kropfes in Schlesien aufmerksam gemacht, 65 genauer untersuchte Fälle eines Jahres, bei denen er Kropf fand, fügt aber ausdrücklich hinzu, daß er bei genauerer Untersuchung unter den 400 Sezierten des Jahres leicht eine größere Anzahl hätte finden können.

Die folgende Arbeit will das Material des Leichenhauses des Charité-Krankenhauses zu Berlin einer Durchsicht auf Kropf unterziehen.

Gleich zur Einleitung der Arbeit muß ich bemerken, daß sich die folgende Untersuchung in einem wichtigen Punkte von der Davidsohns unterscheidet:

Dort ist eine kleinere Anzahl von Leichen untersucht, aber besonders auf ihre strumösen Veränderungen hin betrachtet worden; während ich ein großes Material, nämlich das vom 1. Oktober 1903 bis zum 1. Juli 1912, mit insgesamt 13 426 Sektionen zu bearbeiten habe, bei denen aber der Schilddrüse nicht eine besondere, sondern nur die bei jeder vollständigen Sektion jedem Organe zukommende Beachtung geschenkt worden ist, wo der Kropf also meist nur als Nebenbefund in die Protokolle aufgenommen wurde.

Es fehlen mir auch mikroskopische Untersuchungen, so daß ich über einzelne Kropfformen nur wenig aussagen kann. Trotzdem dürfte die Arbeit für die allgemeine Statistik des Schilddrüsenkropfes nicht ohne Bedeutung sein, da sie sich auf ein zahlenmäßig doch schon recht stattliches Material gründet, und da ich mich bestrebt habe, soweit es aus den Akten der Charité, deren Einsicht mir von dem ärztlichen Direktor, Herrn Obergeneralarzt Scheibe gern gestattet wurde, irgend möglich war, die Heimat der Verstorbenen festzustellen.

So ist ein Material gewonnen worden, welches gestattet, gewisse Schlüsse über das Vorkommen von Schilddrüsenkröpfen bei der Bevölkerung von Berlin selbst und seiner Umgebung zu ziehen.

Als „Kropf" ist bezeichnet worden nicht nur jede Vergrößerung der Schilddrüse in ihrer Gesamtheit, mag sie nun auf Hyperplasie des Drüsenparenchyms, auf abnorm starker Gefäßentwicklung, maligner Entartung resp. bösartiger Geschwulstbildung beruhen, sondern auch alle Wucherungen, die in Form von zirkumskripten Knoten hier und da in der Schilddrüse auftreten (Struma nodosa), gleichgültig, ob die Drüse auch im ganzen vergrößert ist oder nicht.

Sicherlich sind oft solche kleinen Kropfknötchen übersehen oder, wenn auch bemerkt, in der Diagnose nicht besonders hervorgehoben worden, so daß meine Kropfzahlen Minimalzahlen darstellen.

Unter den 13 426 Sektionen fanden sich 527 mal Angaben über Kropf, das entspricht einem Prozentsatz von etwa 4 von Hundert.

Wenn Davidsohn unter 25 Sektionen von Erwachsenen 22 mal Kropf findet, also in 88% aller Fälle, oder, die Kinder mit eingerechnet, bei 40 Sezierten, in 55%, so weicht unsere Berliner Zahl also schon wesentlich davon ab. Rechnen wir selbst die Kinder bis zum 15. Jahr, insgesamt 2251, ab, so bekommen wir immer noch erst einen Prozentsatz von 4,7 auf Hundert.

Wir werden also kaum von einer Endemie des Kropfes in Berlin und Brandenburg sprechen können, wenn wir auch andererseits zurückweisen müssen, wenn Ewald in Nothnagels Handbuch XXII, 1 sagt: „Von besonderer Bedeutung ist, daß der Kropf die norddeutsche Tiefebene ganz verschont."

Untersucht man die Ergebnisse der einzelnen Jahre besonders, so finden sich bedeutende Unterschiede, wie die folgende Zusammenstellung lehrt:

Jahr	Gesamtzahl der Sektionen	Zahl der Kröpfe	Prozentsatz
1. X. bis 31. XII. 1902	260	3	1,2%
1903	1275	36	2,8%
1904	1408	20	1,4%
1905	1320	43	3,3%
1906	1319	49	3,7%
1907	1362	67	4,9%
1908	1356	51	3,8%
1909	1480	47	3,2%
1910	1472	66	4,5%
1911	1419	104	7,3%
1. I. bis 1. VII. 1912	755	39	5,2%

Die mit kleinen Schwankungen allmählich zunehmende Prozentzahl ist wohl dadurch entstanden, daß man in den letzten Jahren mehr als bisher auf Kropf zu achten gelernt hat. Jedenfalls wird wohl die höchste Ziffer, also etwa eine Mittelzahl zwischen 1911 und 1912, die richtigste Zahl bedeuten, so daß wir von einer Häufigkeit des Kropfes von mindestens 6—7% sprechen können. Wahrscheinlich würde diese Zahl noch etwas steigen, wenn einmal bei einer größeren Anzahl von Sektionen speziell auf das Vorkommen von Kropf geachtet würde, würde aber sicherlich die Davidsohnschen Zahlen von Breslau doch lange nicht erreichen.

Von diesen 527 Fällen sind 162 Männer, 365 Frauen, was einem Verhältnis von etwa 30 : 70% entspricht. Zieht man aber noch mit in Rechnung, daß sich die Gesamtzahl der sezierten Männer zu der der Frauen wie 54 : 46 verhält, so bedeuten die oben erwähnten Zahlen einen Prozentsatz von 27,6% Männern zu 72,4% Frauen.

Auch hier eine Differenz gegen die Zahlen von Davidsohn, der von seinen 65 Fällen 29 Männer und 36 Frauen, also etwa 45 gegen 55% fand.

Von den Frauen sind 254 verheiratet oder verwitwet gewesen.

Von 35 der übrigen ist der Beruf unbekannt. Die anderen waren meist Näherinnen, Dienstmädchen und Arbeiterinnen. Andere Berufe traten dagegen mehr zurück.

Von den Männern waren 53 Handwerker, 24 Kaufleute, 23 Beamte, 18 Arbeiter. Daß die gebildeten Stände gar kein Material liefern, liegt daran, daß das Krankenmaterial der Charité sich nicht aus allen Klassen der Bevölkerung gleichmäßig zusammensetzt.

Sehen wir uns das Alter der Patienten an, bei denen Kropf bei der Sektion gefunden wurde, so ergibt sich:

Alter Jahr	0—1	1—5	5—10	10—15	15—20	20—30	30—40	40—50	50—60	60—70	Über 70	?
Männer	5 =3%	0	1 =0,6%	0	6 =3,6%	22 =13,6%	20 =12,4%	24 =14,8%	32 =19,7%	29 =18%	20 =12,4%	3 =1,9%
Frauen	5 =1,3%	0	0	2 =0,5%	17 =4,7%	64 =17,7%	61 =16,5%	60 =16,2%	60 =16,2%	44 =12,1%	47 =13%	5 =1,5%

Demgegenüber war die Verteilung aller in den Jahren 1904—1910 in der Charité zur Sektion kommenden Leichen auf die einzelnen Lebensalter gemäß den Statistiken von Professor Orth in den Charité-Annalen folgende:

Alter Jahr	0—1	1—5	5—10	10—15	15—20	20—30	30—40	40—50	50—60	60—70	Über 70	Unbekannt
Männer	16,7%	4,2%	2,4%	1,4%	3%	11%	12,9%	16.5%	15%	9,8%	5,3%	1,8%
Frauen	16,4%	3,7%	2,3%	1,6%	3,7%	15,8%	15,9%	13%	11,7%	8,1%	6,7%	1,1%

In der nachfolgenden Kurve, die in a die Verteilung aller Sezierten, Männer und Frauen, auf die einzelnen Lebensalter in Prozenten der Gesamtzahl, in b das Verhältnis der in jedem Lebensalter gefundenen Kröpfe zur Gesamtzahl der gefundenen Kröpfe darstellt, fällt an mehreren Stellen ein Abweichen der Kurven voneinander auf.

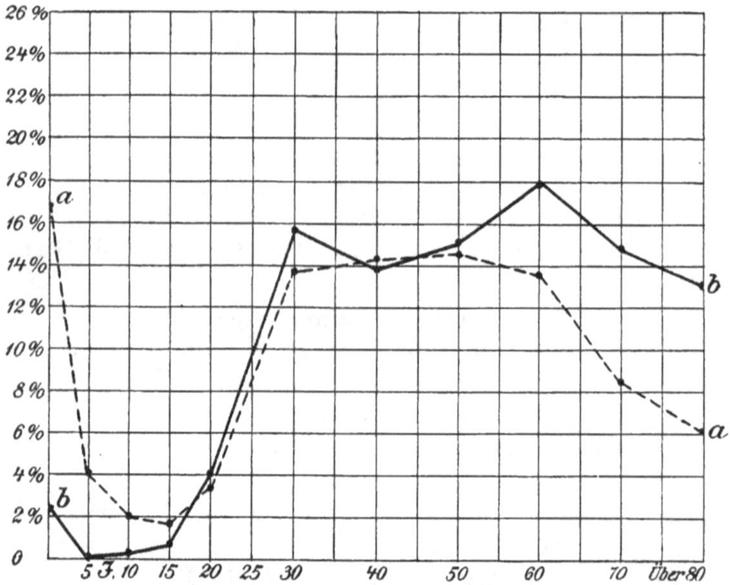

So sieht man zunächst das seltene Vorkommen von Kröpfen bei Kindern. Immerhin haben wir 10 mal bei Neugeborenen oder doch im ersten Lebensjahre Stehenden eine Art Kropf gefunden. Wenn ich auch später noch kurz auf die nähere anatomische Art aller verschiedenen Kröpfe eingehen will, so möchte ich doch schon jetzt an der Hand der Protokolle kurz die Kröpfe der Kinder besprechen.

1. ♀ totgeboren in Berlin. Protokoll: „Schilddrüse vergrößert." Sektion 269/03.

2. ♀ totgeboren in Berlin. Pr.: Vergrößerung des rechten Schilddrüsenlappens. S.: 458/11.

3. ♂ totgeboren in Berlin. Pr.: Stark vergrößerte Schilddrüsenlappen. S.: 569/12.

4. ♂ 5½ Stunden. Mutter Berlinerin. Pr.: Große Thyreoidea. S.: 90/11.

5. ♀ 17 Stunden. (Schwester des vorigen.) Pr.: Große Thyreoidea. S. 91/11.

6. ♀ 1 Tag. Mutter Berlinerin. Pr.: Große Schilddrüse. S.: 1314/06.

7. ♂ 1 Tag. Mutter aus Kreis Nieder-Barnim. Pr.: Vergrößerung der Seitenlappen der Schilddrüse. S.: 1102/11.

8. ♀ 4 Tage. Mutter Berlinerin. Pr.: Thyreoidea mit über-haselnußgroßem Mittellappen. S.: 290/08.

9. ♂ ½ Tag. Mutter geboren im Kreis Waldenburg, letzter Aufenthalt in Berlin. Pr.: Thyreoidea beiderseits sehr groß: 4 : 2 : 1 cm. S.: 181/10.

10. ♂ 11 Wochen. Mutter nicht näher bekannt. Pr.: Kolloidknötchen in der Thyreoidea. S.: 347/11.

In den Fällen 8 und 9 lagen Mißbildungen des Neugeborenen, im Fall 10 Lues congenita vor. Sonst waren die Kinder, die noch lebend geboren waren, meist durch „Lebensschwäche" zugrunde gegangen.

11. ♂ 5½ Jahre. Aus Berlin. Gestorben an Diphtherie. Pr.: Schwellung der seitlichen Lappen der Schilddrüse. S.: 1187/06.

12. ♀ 13½ Jahre. Geboren im Kreise Nieder-Barnim. Wohnung: Lichtenberg. Tod an

Osteomyelitis und Pneumonie. Pr.: Rechter Lappen 5½ : 1½, linker Lappen 6½ : 2½ cm. Auf dem Durchschnitt durch den linken Lappen sieht man feinste glasige Knötchen, auch solche von mehr als Stecknadelkopfgröße. Daneben finden sich einige kleinere Zystchen, die einen dunkelbraun glasigen Inhalt enthalten. Am unteren Pol findet sich eine Zyste von Kleinbohnengröße, mehrkammrig, die denselben Inhalt enthält. S.: 588/09.

13. ♀ 14 Jahre. Aus Berlin. Tod an Peritonitis. Pr.: Mäßige Struma. S.: 580/03.

14. ♀ 15 Jahre. Aus Berlin. Tod an Sepsis. Pr.: Zwei reichlich hühnereigroße Lappen von hellbräunlicher Farbe und derber Konsistenz. An der Oberfläche und Schnittfläche einzelne kirschkerngroße, bräunliche, gallertige Knoten. S.: 1414/09.

Die Protokolle lassen erkennen, daß bei den Kröpfen der in den allerersten Lebensjahren gestorbenen Kinder von einer kolloiden Entartung oder knotigen Wucherung, wie sie bei den gewöhnlichen Kröpfen so ungeheuer häufig erkommen, außer in einem Falle nie etwas zu sehen war.

Daraus, daß unsere Kurve b nach der anfänglichen Erhebung gleich wieder zum Nullpunkt herabsinkt, könnte man wohl schließen, daß der angeborene Kropf gewöhnlich im Laufe des ersten oder der ersten Jahre wieder verschwindet, daß er nur eine vorübergehende Vergrößerung und eine andersartige Bildung wie die gewöhnlichen Kröpfe darstellt.

Dafür würde auch der Umstand sprechen, daß er im ersten Lebensjahre ebenso oft bei Knaben wie bei Mädchen (5 : 5) gefunden wurde, wenn wohl auch die Zahlen zu klein sind, um von größerer Wichtigkeit sein zu können.

Allein Fall 10, der deutliche Kolloidbildung aufweist, wäre vielleicht zu den richtigen Strumen zuzurechnen. Fall 11 entzieht sich durch die Ungenauigkeit der Bezeichnung „Schwellung" ganz der Beurteilung. Die Fälle 12—14 gehören wohl schon zu den gewöhnlichen, hier vielleicht in der Pubertätszeit aufgetretenen Strumen und leiten zu den Kröpfen der Erwachsenen hinüber.

Wir kämen also zu dem Resultat, daß in dem Material der Charité der gewöhnliche Kropf bei Kindern eine außerordentlich seltene Erscheinung ist, viel seltener als Demme in Gerhards Handbuch der Kinderkrankheiten es von seinem Material angeben kann, wenn er sagt, daß zwar die meisten kongenitalen Strumen durch chronische hyperämische Turgeszenz bedingt wären, daß er aber doch unter 642 Kropffällen 53 mal richtige hyperplastische, vaskulöse und zystische Kröpfe, am seltensten kolloidentartete, gefunden habe.

Etwa vom 15. bis 20. Lebensjahr an beginnen die Kurven a und b zusammen zu verlaufen, das heißt, der Kropf tritt mit dem 15. Lebensjahr ziemlich plötzlich auf.

In der Gegend des 60. Lebensjahres endlich finden wir noch eine gewisse Erhebung der Kropfkurve, was dahin zu deuten ist, daß der Kropf nicht nur in den früheren Jahren entsteht und sich dann bis in die späteren erhält, sondern sich auch noch in den fünfziger und sechziger Jahren neu entwickeln kann. So finden wir denn gerade unter den ältesten Leuten eine relativ hohe Zahl mit Kropf behaftet.

Eine weitere Untersuchung galt den Ursachen, die den Tod der Patienten herbeigeführt haben. Dabei ergab sich das interessante Resultat, daß unter diesen Patienten die Tuberkulose als Todesursache sehr in den Hintergrund trat.

Während Professor Orth in den Statistiken des Pathologischen Institutes für gewöhnlich in 20—22% der Leichen Tuberkulose als Todesursache feststellte, ergibt sich bei den mit Kropf behafteten Leichen ein Verhältnis von 8,8 von Hundert, also noch nicht die Hälfte der allgemeinen Fälle.

Nun muß man berücksichtigen, daß unter den Kropfigen fast ganz die Kinder fehlen, die gerade in Berlin einen nicht geringen Teil der Tuberkulosefälle ausmachen. Aber nach der Statistik z. B. des Jahres 1905, und in den anderen Jahren sind die Zahlen fast dieselben, wo die gesamte Prozentzahl der Tuberkulosetodesfälle 21,8 betrug, waren unter den 1198 Leichen 214 Kinder im Alter bis zu 15 Jahren mit 53 Fällen von tödlicher Tuberkulose, d. h. 24,7% und 984 Erwachsene mit 209 Tuberkulosefällen oder 21,2%.

Der Prozentsatz der Kinder, die an Tuberkulose sterben, ist also auch in Berlin nicht viel größer wie der der Erwachsenen. Folglich kann unsere geringe Zahl von 8,8% nicht durch den Mangel an Kindern in unserer Zusammenstellung bedingt sein.

Da das Verhältnis von Männern und Frauen bei der Verteilung der Tuberkulose auch ziemlich das gleiche ist, so kann die Niedrigkeit unserer Zahl nicht auf solche äußeren Umstände zurückgeführt werden, sondern muß einen tieferen Grund haben.

Wir müssen also annehmen, daß zwischen Schilddrüsenkropf und tödlicher Tuberkulose ein gewisses Ausschließungsverhältnis besteht.

Dies könnte nun auf zweierlei verschiedene Weise zustande kommen. Einmal könnte eine bestehende Tuberkulose die Ausbildung eines Kropfes verhindern. Dies erscheint zunächst ganz wahrscheinlich, da die Tuberkulose häufig schon in der Kindheit, der Kropf aber, wie vorher gesehen, selten vor der Pubertät auftritt.

Oder es könnte der einmal vorhandene Kropf dem Körper gegen die Einwirkung der Tuberkelbazillen einen gewissen Schutz verleihen.

Dafür spricht einmal der Umstand, daß die Schilddrüse selbst sehr selten von Tuberkulose betroffen wird. Wenn auch neuere Untersuchungen dargetan haben, daß die Tuberkulose der Schilddrüse vielleicht nicht so selten ist, wie man früher angenommen hatte, so gehört die Schilddrüse doch immer noch zu den für Tuberkulose am wenigsten disponierten Organen.

In einem Artikel in der Berliner klinsichen Wochenschrift XLVI, 25, 1909 weisen ferner Frugoni und Grixoni darauf hin, daß die Modifikation des Stoffwechsels in einer für Tuberkulose ungünstigen Weise durch Schilddrüsenpräparate schon früher Veranlassung gegeben hätte, diese bei skrophulöser Adenitis anzuwenden, daß bei dem Eintritt von tuberkulösen Infektionen die Schilddrüse eigenartige, besonders chemische Veränderungen erfahre, daß Schädigung der Schilddrüse das Auftreten einer Tuberkulose begünstigte, und die Verfasser fügen dann die kurz zusammengefaßten Resultate ihrer an Kaninchen vorgenommenen experimentellen Untersuchungen an, denen sie nach Vorbehandlung mit Schilddrüsenpräparaten Tuberkelbazillen in verschiedenen Quantitäten einverleibten. Es zeigte sich stets, daß die mit Thyreoidin behandelten Kaninchen größere Dosen Tuberkelbazillen vertrugen und länger am Leben blieben als die Kontrolltiere.

Tomellini (Zieglers Beiträge zur pathologischen Anatomie Bd. 37, 1905, Heft 3) hat, ebenfalls bei Kaninchen, Tuberkelbazillen der Schilddrüse durch den Blutstrom zugeführt, Tuberkelbildungen in der Schilddrüse erzeugt und aus dem Ausbleiben jeglicher sichtbarer Reaktionen in der Schilddrüse gegen die Tuberkelbazillen den Schluß gezogen, daß die Schilddrüse keine Immunität gegen die Tuberkulose habe. Diese Beweisführung kann ich nicht anerkennen. Denn wenn wir auch keine Reaktionen sehen, oder vorläufig keine solchen nachzuweisen vermögen, so ist damit noch nicht gesagt, daß sie gar nicht vorhanden sind. Außerdem scheint mir auch bei dem Befunde von Bazillen in Riesenzellen und Endothelien in den erzeugten Tuberkeln der Schluß jeglichen Fehlens von Reaktion nicht gerechtfertigt und die Annahme, daß nur schon in der Kultur geschwächte oder tote Bazillen diesen Zellen zum Opfer fielen, nicht bewiesen.

Ich komme also zu dem Resultate, daß der Kropf den Körper in gewisser Weise gegen die Tuberkulose schützt. Daß die Schilddrüse auch sonst entgiftende Funktionen im Körper hat, ist eine allgemeine Annahme. Darum wäre es nicht weiter verwunderlich, wenn eine Hyperplasie des Organes den Tuberkelbazillus siegreich zu bekämpfen imstande wäre.

Übrigens fehlen tuberkulöse Veränderungen in vielen anderen Fällen nicht etwa vollständig. Wir haben außer den 46 schweren Tuberkulosefällen noch in etwa 110 Leichen leichtere, meist alte Tuberkuloseherde gefunden, sei es als eine alte Spitzeninduration oder umschriebene Käseherde, sei es in Form verkalkter Lymphdrüsen oder auch mal einer in Heilung begriffenen Darmtuberkulose. Vielleicht zeigt sich gerade in diesen Heilungsprozessen die Wirkung der hyperplastischen Schilddrüse.

Auf einen spezielleren Punkt muß ich noch etwas näher eingehen.

Wenn wir die Fälle genauer ansehen, wo trotz der Gegenwart eines Kropfes eine ausgebreitete Tuberkulose vorlag, es sind im ganzen 46 Fälle, so sehen wir bei 28 eine typische Kolloidstruma, 7 mal sonstige Degenerationen, 8 mal war die nähere Art der Struma nicht angegeben, und nur 3 mal fand sich eine Struma parenchymatosa, das heißt, eine Hyperplasie des Schilddrüsengewebes ohne Kolloidbildung oder sonstige Degenerationen. Bei diesen 3 Fällen war zweimal die Struma nur sehr klein, etwa taubeneigroß.

Ich nehme also weiter an, daß das eigentliche Drüsenparenchym es ist, was die Ausbreitung der Tuberkulose verhindert, daß dagegen die degenerierten oder stark kolloid entarteten Schilddrüsen nur insoweit dazu imstande sind, als sie noch normales Schilddrüsengewebe enthalten.

Im Gegensatz zu dieser niedrigen Tuberkulosezahl finden wir eine relativ hohe für Geschwülste und septische Prozesse, nämlich 17 und 15,5%, was aber wohl großenteils auf das Fehlen der Kinderleichen zurückzuführen ist.

Sonst bietet die Untersuchung der Todesursachen keine Besonderheiten.

Wie hoch ist ferner die Zahl der eigentlichen Kropfkrankheiten in unserem Material?

Da ist zunächst zu erwähnen, daß von Kretinismus hier nie etwas beobachtet worden ist. Dasselbe fand Dr. Davidsohn bei seinen schlesischen Kröpfen. Wir haben es also in dieser Beziehung mit absolut gutartigen Neubildungen zu tun.

20 mal fanden wir im klinischen Bericht Basedowsche Krankheit angegeben, also in etwa 3,8% aller Fälle.

Ich gebe die Sektionsprotokolle dieser Fälle im folgenden kurz wieder:

1. ♀ 24. Geburts- und Wohnort Berlin. Protokoll: Rechter Lappen exstirpiert, linker Durchschnitt wie normale Thyreoidea. Sektion: 887/03.

2. ♂ 55. Geburtsort Finsterwalde, Wohnort Berlin. Pr.: Schilddrüse beiderseits hühnereigroß, die braungrauen Läppchen über den Durchschnitt vorspringend. In der linken Hälfte mehrkammrige Zyste mit gallertigem Inhalt. S.: 140/04.

3. ♀ 39. Geburts- und Wohnort Berlin. Pr.: Rechter Lappen 10, linker 9 cm lang, Querlappen 5, Proc. pyramid. 3 cm lang. Hellgrau-bräunliche Ober- und Schnittfläche, lappig, derb, nicht gallertig. Verunstaltung der Trachea. S.: 819/04.

4. ♀ 18. Geburts- und Wohnort im Kreis Angermünde. Pr.: Linker Lappen etwas vergrößert, rechter bis auf haselnußgroßes Stück operativ entfernt. S.: 519/06.

5. ♀ 34. Geburtsort Königsberg i. P., Wohnort Berlin. Pr.: Seitenlappen beiderseits 6½ zu 3½ cm, mäßig derb, im Durchschnitt gleichmäßig feinlappig, von gelblich roter Farbe. S.: 1063/06.

6. ♀ 18. Geburts- und Wohnort Berlin. Pr.: 4 Lappen; r. 7 : 3 : 3, l. 7 : 4 : 3; hinterer und vorderer Mittellappen je 8½ : 3½ : 2 cm. Der mittlere vordere Lappen reicht bis über die Epiglottis hinaus. Die Durchschnitte lassen überall ein gleichmäßig rötlich-hellbraun feinlappiges Gewebe erkennen, in welchem viele mit grünlichem Inhalt gefüllte, stecknadelkopfgroße Zystchen liegen. Trachea nicht komprimiert. S.: 157/07.

7. ♀ 29. Geburts- und Wohnort Berlin. Pr.: Rechter Lappen birnengroß, linker etwas kleiner. Konsistenz derb. Auf dem Durchschnitt sieht man kleine, mit heller Flüssigkeit gefüllte Zystchen; im linken Lappen zwei kirschkerngroße Herde, hellgrau. Konsistenz etwas weicher; im rechten einige etwas größere Zysten eingelagert. Die Struma umwächst die Trachea von hinten nicht. Nach unten reicht sie bis zum oberen Rand des Manubrium sterni. Der Isthmus ist nur als schmale Brücke vorhanden. S.: 254/07.

8. ♀ 35. Geburtsort im Kreis Zinten, Wohnort Tremessen (Posen). Pr.: Thyreoidea faustgroß, umfaßt Trachea und Ösophagus fast vollständig. Gleichmäßig gebaut, von glänzend, gelblichem Durchschnitt. Am unteren Pol beider Lappen liegt ein haselnußgroßer, rundlicher Knoten, der eine mehr rötliche Farbe und keine Lappung zeigt, wie die übrige Schilddrüse. S.: 779/07.

9. ♀ 49. Geburtsort im Kreis Nieder-Barnim, Wohnort Berlin. Pr.: Schilddrüse ist vergrößert, beide Lappen hängen durch einen dicken, kurzen Isthmus zusammen, umgreifen Trachea und Ösophagus und nähern sich hinten auf fast 1 cm. Keine Kompression der Trachea. Jeder Seitenlappen 8 : 3 resp. 6 : 4½ cm. Durchschnitt ziemlich homogen, graurötlich, von schmalen Bindegewebszügen durchsetzt, ohne makroskopisch erkennbaren Kolloidinhalt. S.: 150/08.

10. ♀ 53. Geburts- und Wohnort Berlin. Pr.: Rechter Lappen 5 : 3 : 2,5 cm. Gewebe von gleichmäßig mittelweicher Konsistenz, von gelbbräunlicher Farbe. Linker Lappen normal. S.: 575/08.

11. ♀ 38. Geburtsort Bromberg, Wohnort Rixdorf. Pr.: Beide Lappen gut gänseeigroß. Auf dem Durchschnitt gleichmäßig graurosa. S.: 764/10.

12. ♀ 28. Geburtsort bei Grünberg, Wohnort Berlin. Pr.: Rechter Lappen 9½ : 5½ cm, linker 9 : 5. Knotig, auf dem Durchschnitt gelappt, von weißlich-grauen Strängen durchzogen, auf dem Durchschnitt graurötlich. S.: 829/10.

13. ♀ 19. Geburtsort Chikago. Wohnort Berlin. Pr.: Linksseitige Struma colloides. Operativer Defekt der oberen Hälfte. S.: 1341/10.

14. ♀ 30. Geburtsort im Kreis Neustadt (Oberschles.), Wohnort Berlin. Pr.: Die Schilddrüse besteht aus zwei enteneigroßen Seiten- und einem taubeneigroßen Mittellappen. Schnittfläche rotbraun, in zahlreiche erbsen- bis bohnengroße Läppchen geteilt mit vielen weitklaffenden Gefäßen. Konsistenz sehr derb. S.: 73/11.

15. ♀ 60. Geburts- und Wohnort Berlin. Struma parenchymatosa und colloides, knapp hühnereigroß, der beiden Seitenlappen. S.: 409/11.

16. ♀ 50. Geburtsort Gleiwitz, Wohnort Berlin. Pr.: Der rechte Lappen der Schilddrüse fehlt, während der linke Faustgröße zeigt, schräg gestellt, sich über die Medianebene nach rechts erstreckt. Seine Farbe ist braun, Konsistenz ziemlich derb. Auf der Schnittfläche sieht man eckige, durch bindegewebige Streifen abgeteilte, kleinere und größere Felder. S.: 459/11.

17. ♀. Geburts- und Wohnort Spandau. Pr.: Der linke Schilddrüsenlappen hat Gänseeigröße, mittelderbe Konsistenz und hellbraune Färbung. Auf der Schnittfläche treten die Läppchen ziemlich stark hervor. (Von kolloiden Knötchen ist nichts zu sehen.) Der rechte Lappen ist operativ entfernt. S.: 678/11.

18. ♀ 37. Geburtsort Kreis Schlawe, Wohnort Berlin. Pr.: Faustgroße Struma sämtlicher drei Lappen. (Struma parenchymatosa des Mittellappens, verstreute Kolloidherde, Zystenbildung, Erweichung und Hämorrhagien in beiden Seitenlappen.) Kompression der Trachea. S.: 1115/11.

19. ♀ 54. Geburtsort in der Schweiz, Wohnort Berlin. Pr.: Struma parenchymatosa et colloides aller Lappen. S.: 87/12.

20. ♀ 23. Geburtsort Berlin, Wohnort Pritzwalk. Pr.: Die beiden Seitenlappen fehlen, der Mittellappen etwa hühnereigroß, von derber Konsistenz. Zeigt am oberen Pol einen Einschnitt Auf dem Durchschnitt zeigt der Lappen nach unten zu eine scharfe, gelbliche Linie, die nach oben zu die etwas gelbliche, leicht getrübte Schilddrüsensubstanz von der unteren, rötlichen und klaren scharf abgegrenzt. S.: 499/12.

Die vorliegenden Protokolle weisen sofort auf das Überwiegen der rein parenchymatösen Strumen bei dem Morbus Basedowii hin. Nr. 1, 3, 5, 9, 10, 11, 12, 14, 16, 17, 20 können wohl als rein parenchymatös angesehen werden. In einigen Fällen ist ausdrücklich hervorgehoben, daß kein Kolloid zu sehen ist, in anderen deutet das Fehlen jeglicher Andeutung trotz genauerer Beschreibung des Durchschnittes darauf hin, daß wenigstens in irgend beträchtlicher Menge Kolloid nicht vorhanden war.

Nr. 13, 15, 18, 19 zeigten dagegen mehr oder weniger weitgehende kolloide Entartung. Doch auch bei ihnen ist stets ein Teil der Struma rein parenchymatöser Natur, außer vielleicht in Fall 1, wo wir die nähere Art des exstirpierten Teiles aber nicht kennen.

Nr. 8 ist vielleicht auch noch zu den parenchymatösen, jedenfalls zu den größtenteils parenchymatösen Kröpfen zu rechnen.

Nr. 6 und 7 zeigen ausgeprägte, Nr. 2 geringe zystische Degeneration, Nr. 4 läßt die nähere Art der Struma nicht erkennen.

Wir haben also unter den Basedowkröpfen in 55% rein parenchymatöse, in 40% Degenerationen, aber meist nur ziemlich geringer Natur. Im ganzen fanden sich in unserem Material 85 rein parenchymatöse Strumen, davon 11 mit Morbus Basedowii, d. h. fast 13%. In 370 Fällen unseres gesamten Materials fanden wir Kolloidbildung oder Degenerationserscheinungen. Von diesen waren nur 8, das bedeutet etwa 2%, mit Morbus Basedowii verbunden.

Die Struma parenchymatosa führt also viel häufiger zu dem Bilde der Basedowschen Krankheit als die anderen Kröpfe. Es ist also auch hier wohl nicht das Kolloid, was zu der Vergiftung führt, die im Bilde des Morbus Basedowii auftritt, sondern eine Substanz, die in vermehrter oder von der Norm qualitativ abweichender Weise von der Struma parenchymatosa gebildet wird.

Schließlich hätten wir unter den Kropfkrankheiten auf die Struma maligna noch näher einzugehen.

Ich gebe die Protokolle der 12 resp. 13 Fälle, die ich in den Protokollen gefunden habe, im folgenden kurz wieder:

1. ♂ 53. Geburtsort Erfurt, Wohnort Landsberg a. W. Pr.: Carcinoma oesophagi und Tumor der Glandula thyreoidea. Operation. S.: 866/03.

2. ♀ 52. Geburtsort Rössel, Wohnort Berlin. Pr.: Operiertes Sarkom der Thyreoidea. S.: 1267/05.

3. ♀ 80. Geburtsort Liebenwerder, Wohnort Berlin. Pr.: Unvollständig operierte maligne Struma, besonders der linken Seite. Daneben Kolloid- und Kalkkropf. Metastase in der Nebenniere. S.: 601/08.

4. ♂ 60. Geburtsort im Kreis Sternberg, Wohnort Berlin. Pr.: Struma von außen als über faustgroße Geschwulst zu erkennen. Durchschnitt: Zentrale Erweichung und Höhlenbildung. In dem Hohlraum ein schmieriger, dunkelbräunlicher Brei. Die Wand der Höhle ist unregelmäßig und zeigt balkige Vorsprünge. Die Geschwulstmasse selbst ist von sehr weicher Konsistenz und bräunlicher Farbe. Trachea ganz nach rechts verdrängt, abgeknickt und stark verengert. Ösophagus verlagert. S.: 1009/08.

5. ♀ 38. Aus Rußland. Pr.: Die Gegend der Thyreoidea zeigt eine kindkopfgroße Vorwölbung, von der sich die Haut leicht abpräparieren läßt. Der Tumor ist auf dem Durchschnitt von grauweißlicher homogener Beschaffenheit, abwechselnd mit rötlichen, weicheren Partien mit netzartiger Zeichnung und außerdem graugelblich erweichten Stellen. An einer Stelle befinden sich in markstückgroßer Ausdehnung kalkharte Partieen, zwischen denen weicheres Gewebe sichtbar ist. Der Tumor sitzt hauptsächlich rechts und ist in die Schleimhaut des Kehlkopfes eingewachsen. Der linke Schilddrüsenlappen ist in normaler Ausdehnung erhalten. An einer Stelle ist Tumormasse in ihn hineingewachsen. Der Ösophagus ist hochgradig verengt. Neben dem Tumor rechts eine doppelt-haselnußgroße, ziemlich derbe Lymphdrüse. Metastasen in der Nebenniere. Diagnose: Sarkom mit Riesenzellen. S.: 55/09.

6. ♀ 70. Geburtsort im Kreis Strahlau, Wohnort Reppen. Pr.: Die Schilddrüse zeigt zwei gut gänseeigroße, sehr harte Seitenlappen und einen etwa taubeneigroßen Proc. pyramidalis, der ziemlich tief in das Jugulum hineinreicht. Die Farbe der Schilddrüse auf dem Durchschnitt ist grauweißlich bis graugelblich, die Struktur kleinknotig. Diagnose: Karzinom der Schilddrüse. S.: 460/11.

7. ♀ 45. Geburtsort Pannikow (Oberschles.), Wohnort Nauen. Pr.: Struma carcinomatosa, zum Teil operativ entfernt. S.: 717/11.

8. ♀ 64. Geburtsort im Kreis Beeskow, Wohnort bei Berlin. Pr.: Struma maligna, in der Höhe des Aryknorpel den Kehlkopf umgreifend. Durchwucherung der Halsmuskulatur. S.: 742/11

9. ♂ 63. Geburtsort im Kreis Lebus, Wohnort Mittenwalde. Pr.: Operativer Defekt des linken Schilddrüsenlappens. Im rechten Lappen ein bohnengroßer Abszeß und ein haselnußgroßer Krebsknoten. Krebs des Pharynx. Diagnose: Struma carcinomatosa (secundär?). S.: 1100/11.

10. ♂ 50. Wohnort Elberfeld. Pr.: Der rechte Lappen der Schilddrüse ist 6 cm lang, auf dem Durchschnitt die Farbe fleischrot. In der Mitte ein etwa ½ cm im Durchschnitt betragender Herd, gelblich-weiß transparent. Links findet sich ein enteneigroßer derber Knoten, der auf dem Durchschnitt eine graugelbliche Farbe hat und aus ziemlich derbem, von festen Zügen durchzogenem Gewebe besteht. An einer Stelle sitzt er ganz fest der Trachea an und hat 6½ cm unterhalb der Stimmbänder die Trachea fast völlig komprimiert, so daß nur ein mäßiger Spalt klafft. Beim Aufschneiden der Trachea hierselbst zeigt sich ein gut erbsengroßes, rotes, an der Oberfläche mit grauem Belag versehenes Geschwülstchen, in der Nähe desselben ein zweites, hirsekorngroßes. An den erst beschriebenen großen Knoten schließen sich mehrere kleine auf der linken Seite an, sodann folgt ein größerer, der sich auf die andere Seite der Trachea überschlägt. Auf der linken Seite endlich finden sich noch eine Anzahl kleinerer und größerer Knoten, deren größter fast hühnereigroß ist. Im allgemeinen sind die letztgenannten von weicher Beschaffenheit. S.: 49/12. Diagnose: Karzinom.

11. ♂ 60. Geburtsort Meseritz (Posen), Wohnort Berlin. Pr.: Gänseeigroßes Karzinom des rechten Schilddrüsenlappens, durchgewachsen in Trachea und Ösophagus. Metastasen in Ösophagus, Milz, Lunge, Lymphdrüsen. S.: 326/12.

12. ♂ 23. Geburtsort Kreis Osthavelland, Wohnort Berlin. Pr.: Maligne Struma, in die Muskeln des Halses eingewachsen. Beginnendes Eindringen in die Trachea mit Gangrän. Metastasen in der Lunge. Diagnose: Sarkom. S.: 565/12.

Unbestimmt ist noch folgender Fall:

13. ♂ 53. Geburtsort im Kreis Nieder-Barnim, Wohnort Berlin. Tod an Karzinom des Larynx und Mediastinum. Pr.: Beiderseits zystische, mit gelbem Safte gefüllte Tumoren. S.: 987/03.

Von den Fällen 3, 5 und 10, die in der Sammlung des Berliner pathologischen Instituts aufgehoben waren, war es mir möglich, mikroskopische Präparate anzufertigen, die zur Untersuchung abgeschnittenen Stücke kamen aus der Kaiserlingschen Flüssigkeit, in der sie konserviert waren, in aufsteigenden Alkohol, wurden dann in Paraffin eingebettet und in etwa 10 μ dicken Schnitten mikroskopisch untersucht. Als Färbemethoden wurden angewandt 1. Hämalaun, 2. Hämalaun mit Gegenfärbung mit Eosin, 3. Färbung nach van Gieson nach Vorfärbung der Kerne mit Weigerts Eisenhämatoxylin, und 4. Färbung der elastischen Fasern mit Weigerts roter Elastika nach Hämalaunkernfärbung.

Ich gebe in Kürze die Protokolle wieder:

I. Von Nr. 3 (S.: 601/08) wurden zwei Stücke mikroskopisch untersucht. Beide stammten aus dem linken Lappen.

601/08 a. Das erste Bild, aus der Spitze, zeigt zum Teil noch erhaltenes Schilddrüsengewebe. Die Drüsenalveolen sind ziemlich weit und enthalten reichlich Kolloid. An anderen Stellen ist das Bild sehr reich an kernarmem Fasergewebe. An einer Stelle endlich findet sich eine sehr reichliche Anhäufung von Zellen. Diese sind meist mehr oder weniger deutlich nach Drüsenalveolen gruppiert, an anderen Stellen aber mehr diffus gewuchert, ohne Stroma zwischen den einzelnen Zellen. Auch in diesen Zellanhäufungen findet sich hier und da eine strukturlose Masse, die sich mit den entsprechenden Färbemethoden wie Kolloid färbt. Die Zellen sind unregelmäßig vieleckig, die Kerne bläschenförmig, mit deutlich ausgeprägtem Chromatingerüst, meist größer als die der normalen Schilddrüsenepithelien. Einzelne Kerne übertreffen die umliegenden um das Zwei- bis Dreifache.

Die Gefäße in dem wie gequollen aussehenden derbfaserigen Bindegewebe haben auffallend dicke Wandungen. Die Gefäßwände enthalten stellenweise Gruppen von Zellen, die den Tumorzellen sehr ähneln. Einzelne Gefäße enthalten eine Masse in ihrem Lumen, die sich nach van Gieson und mit Eosin wie Kolloid färbt. Regelmäßig enthalten dieselben Gefäße in der Intima oder im Lumen Zellwucherungen, die wie die Tumorzellen aussehen.

601/08 b. Ein aus der Basis des linken Lappens genommenes Präparat zeigt eine gleichmäßige Zellwucherung fast ohne jegliche Bindegewebsentwicklung. Nur einzelne dünne Züge durchziehen in parallelem Verlauf, wohl als Reste der alten durchwucherten Schilddrüsenkapsel, das Präparat. Die Geschwulstzellen gleichen denen im vorigen Präparat, Stroma ist zwischen ihnen nicht zu sehen.

Von den in größerer Menge getroffenen Gefäßen zeigen einige noch eine völlig unversehrte Wand. Bei anderen ist die Wand von Geschwulstzellen durchsetzt, die Elastika teils verdünnt, teils aufgefasert. Wucherungen von Tumorzellen in der Intima verengern das Lumen und bringen es in exzentrische Lage. Andere Gefäße endlich sind völlig von Tumorzellen erfüllt, die Wände so diffus von Zellen durchwuchert, daß nur die konzentrischen Ringe der meist noch gut erhaltenen elastischen Fasern darauf hindeuten, daß hier Gefäße vorhanden waren.

Es handelt sich in dem Falle also um einen Krebs, der wohl von den Alveolarepithelien der Schilddrüse ausgegangen ist, in seiner Wucherung anfangs noch den normalen Drüsenaufbau der Schilddrüse oder des Kolloidkropfes aufweist, in seinem weiteren Wachstum aber die Form eines Cancers, einer diffusen Zellwucherung ohne jeglichen typischen Aufbau annimmt, die Kapsel der Schilddrüse durchwuchert hat und in die Gefäße eingedrungen ist. Die Fähigkeit, Kolloid zu bilden, scheint er in seinem Anfangsstadium noch zu besitzen, später aber verloren zu haben. Da Kernteilungsfiguren fast gar nicht nachweisbar waren, so wird es sich wohl um einen relativ langsam wachsenden Krebs handeln.

II. Von Fall 55/09 (Nr. 5 in unserer Tabelle) wurden von der Schilddrüse sieben Stücke mikroskopisch untersucht. Außerdem ein Stück der linken Nebenniere.

55/09 b. Das erste Stück, aus der Mitte des Haupttumors, zeigt eine gleichmäßig diffuse Zellwucherung. Die Zellkerne sind sehr verschieden groß und von variabler Form meist rundlich oval. Einzelne haben nur die Größe von Lymphozyten, andere sind 5—10 mal größer, alle deutlich bläschenförmig. Die Zelleiber sind ziemlich reich an Protoplasma, unregelmäßig eckig oder rundlich. Ungleichmäßig zwischen diesen Zellen verteilt liegen in großer Zahl vielkernige Riesenzellen mit großem Zelleib. Die Kerne liegen wie bei den Fremdkörperriesenzellen zentral oder gleichmäßig im Plasma verteilt, sind rundlich, manchmal nur 5—6, zuweilen 30 und mehr an Zahl.

Das Präparat ist sehr reich an Kernteilungsfiguren; viele von diesen sind verklumpt und unregelmäßig, bieten an einzelnen Stellen das Bild eines Triasters dar.

Zwischen den Zellen lassen sich nur mit Mühe ganz feine Bindegewebsfasern nachweisen, die die einzelnen Zellen voneinander trennen.

55/09 a. Das zweite Stück, vom linken Lappen, zeigt zum großen Teil das Bild einer zwar kolloidreichen, aber sonst ziemlich normalen Schilddrüse, vielleicht mit etwas vermehrter Bindegewebsentwicklung zwischen den Alveolen. Am Rande des Präparates sieht man aber an zwei Stellen Zellwucherungen, die denen im Stück 55 b ähneln, nur ärmer an Riesenzellen sind. Diese dringen an mehreren Punkten in das Schilddrüsengewebe vor, so daß man zwischen den normalen Alveolen im Zwischengewebe die Tumorzellen, auch Riesenzellen findet.

55/09 c. Das dritte Stück, aus dem rechten Lappen, zeigt ein wesentlich anderes Bild wie die beiden vorigen. Die eine Hälfte des Präparates wird von einer Partie eingenommen, in der der Mangel an Kernfärbbarkeit auf Nekrose schließen läßt. (Das Stück war auch verkalkt und konnte erst nach Entkalkung in Formol-Salpetersäure geschnitten werden.) In dem nichtnekrotischen Teile liegt längs des einen Randes eine größere Anhäufung fast normal aussehender, zum Teil reichlich mit Kolloid gefüllter Schilddrüsenalveolen, durchzogen und umgeben von dicken Bindegewebsstreifen, die zum Teil kleinzellig infiltriert sind. Dieser Rest von Schilddrüsengewebe ist allseitig umgeben von einer Zellwucherung, die stellenweise schon zwischen die Alveolen etwas eingedrungen ist, stellenweise diese nur zu komprimieren scheint, so daß die Alveolen parallel zur Grenze des Geschwulstgewebes abgeplattet, die Bindegewebszüge in parallelen Streifen zusammengedrückt erscheinen.

Diese Zellwucherung setzt sich zusammen aus längeren und kürzeren, meist deutlich spindelförmigen Zellen mit ähnlich geformten Kernen. Zwischendurch sieht man allerdings stellenweise ganz unregelmäßig geformte Kerne liegen. Kernteilungsfiguren sind in ziemlich großer Menge vorhanden, zum Teil sind sie atypisch. Riesenzellen sind nirgends zu sehen. Färbung nach van Gieson läßt überall zwischen den Zellen sehr reichliche Mengen von Bindegewebe erkennen, das sich zum Teil hell, zum Teil intensiv rot färbt.

Konzentrisch, mehr oder weniger regelmäßig ringförmig angeordnete, sich noch gut färbende elastische Fasern deuten darauf hin, daß der Tumor in Gefäße eingedrungen ist; das Lumen anderer Gefäße ist noch zum Teil erhalten; solche Gefäße endlich, die nicht direkt im Tumorgewebe liegen, zeigen Intimaverdickungen.

Da die beiden Stücke des Tumors ein so grundverschiedenes Aussehen darboten, wurden noch einige weitere Stücke, etwa aus der Mitte zwischen b und c untersucht, um eventuell Übergänge zwischen den bei c und b erhaltenen Bildern zu bekommen.

Die beiden ersten dieser neuen Stücke, d und e, ergaben nur Bilder, die denen von b entsprachen, nur etwas modifiziert durch Blutungen in das Tumorgewebe.

Das dritte, 55/09 f, zeigt in einem Teil zwar auch ein b ähnliches Bild, nämlich eine diffuse Wucherung von großen, fast epithelartig aussehenden Zellen, zahlreichen, vielkernigen Riesenzellen und eine außerordentlich feine Bindegewebsentwicklung zwischen den einzelnen Zellen.

An anderen Stellen dagegen werden die Zellen viel kleiner, die Kerne und Zellen sind nicht mehr kreisförmig oder unregelmäßig eckig, sondern länger oder kürzer spindelförmig. Das Bindegewebe ist reichlicher entwickelt als in b, d und e, aber immer noch nicht so reichlich wie in c. Hier und da sind auch in diesem Teil des Präparates Riesenzellen zu sehen.

Im letzten Stück aus der Schilddrüse endlich, 55/09 g, sind die beiden Teile des Tumors nebeneinander im Schnitt getroffen, sowohl der gerade hier an Riesenzellen besonders reiche, großzellige, bindegewebsarme Tumor, als auch der Spindelzellenteil, der hier eine sehr reichliche Entwicklung von Bindegewebe aufweist. Zwischen den beiden Tumorabschnitten sind Reste von Schilddrüsengewebe mit dicken Bindegewebsbalken, teilweise durchsetzt von kleinzelliger Infiltration, eingeschoben. Es macht nach der zu der Oberfläche der Tumorwucherung parallelen Anordnung der seitlich komprimierten Alveolen und Bindegewebsbalken den Eindruck, als ob die beiden verschiedenen Stücke des Tumors von zwei Seiten gegen die Schilddrüsensubstanz angewachsen sind und sie komprimiert haben. Leider ist auch hier ein Übergang des Riesenzellen- zu dem Spindelzellentumor nicht zu sehen und somit nirgends zu finden.

55/09 n. Ein Schnitt durch die linke Nebenniere zeigt eine Zellwucherung, die etwa dem Bilde von b entspricht, nur daß die Riesenzellen vollkommen fehlen. Das Mark der Nebenniere ist wesentlich stärker befallen als die Rinde. Die Kapsel ist zum Teil noch erhalten. Nahe dem einen Pol aber ist der Tumor auch durch sie hindurchgewachsen und infiltrierend in das perikapsuläre Fettgewebe vorgedrungen.

Es handelt sich hier also um ein Sarkom der Schilddrüse, und zwar von sehr eigenartigem Bau. Auf der einen Seite der großzellige Riesenzellentumor, der bei der außerordentlich geringeren Bindegewebsentwicklung fast wie ein Cancer aussieht, auf der anderen Seite die Spindelzellengeschwulst, die bei der reichlichen Menge von Bindegewebe als Fibrosarkom zu bezeichnen wäre. Beide würden kaum als zu einem gemeinsamen Tumor gehörig betrachtet werden können, wenn nicht andere Stücke so deutliche Übergangsbilder lieferten, so das des mehr kleinzelligen, an Riesenzellen ärmeren, an Bindegewebe reicheren Stückes f und der riesenzellenfreien Metastase in der Nebenniere.

Von einer ähnlichen Variabilität eines Schilddrüsentumors, besonders in seiner Lebermetastase, berichten Labhardt und Saltykow in der Deutschen Zeitschrift für Chirurgie LXXIV, 1904, S. 375, deren als Karzinom gedeuteter Tumor bald Drüsenaufbau, bald die Form eines kleinzelligen Cancers darbot, an anderen Stellen Riesenzellen und „sarkomähnliche" Spindelzellen enthielt.

III. Von Nr. 10 unserer Tabelle, 49/12, wurden 5 Stücke mikroskopisch untersucht. Das erste, 49/12 a, vom linken Lappen, zeigt einen ausgeprägt drüsigen Bau. Ein feines Gerüst von Bindegewebe teilt das Präparat in einzelne Fächer. Die Fächer sind bald mehr diffus von epithelartigen Zellen ausgefüllt, bald sind die Zellen ein- oder mehrschichtig ringförmig um ein oft enges Lumen gelagert. Die Zellen sind mittelhoch zylindrisch, die Kerne ziemlich groß, bläschenförmig, in den deutlich drüsigen Fächern gleichmäßig groß, von mehr verschiedener Form und Größe in den vollständig mit Zellen ausgefüllten Alveolen. Bindegewebe ist in den Alveolen zwischen den Zellen nirgends zu sehen. Kernteilungsfiguren sind selten. Kolloidbildung ist nur hier und da in geringer Menge vorhanden.

Das interalveoläre Stroma ist sehr fein und reich an Kapillaren. Stellenweise trennen überhaupt nur Kapillaren die drüsenähnlichen Bildungen. Bei Färbung nach van Gieson nimmt das Stroma nur einen ganz fein rötlichen Farbenton an.

Größere Gefäße fehlen fast ganz. Einige wenige liegen in einem größeren Bindegewebszug, der das Präparat durchzieht.

An einer Stelle sieht man ein weitklaffendes, dünnwandiges Gefäß, in dem außer Blutkörperchen und einer gleichmäßig gewonnenen, sich mit Eosin hellrot, nach van Gieson gelblichbraun (also wie Kolloid) färbenden Masse Zellen zu sehen sind, die den Tumorzellen sehr ähneln.

49/12 b. Im zweiten Stück, vom rechten Lappen, sind die interalveolären Bindegewebszüge viel breiter und färben sich dunkler, enthalten auch größere Gefäße. Der drüsige Bau des Gewebes tritt im ganzen weniger deutlich hervor, wenn man auch an einzelnen Stellen noch Alveolen sieht. Die Zellen sind im allgemeinen kleiner, meist flach zylindrisch, auch die Kerne kleiner und weniger deutlich bläschenförmig. Hier und da sieht man einen oder mehrere Kerne, die die umliegenden an Größe weit übertreffen.

Kernteilungsfiguren finden sich fast gar nicht.

In den zellfreien Zentren der Alveolen, aber auch zwischen den Zellen der diffus ausgefüllten Fächer findet sich eine strukturlose Masse, die sich mit Eosin blaurötlich, bald mehr blau, bald mehr rot, nach van Gieson gelb oder bräunlich färbt. Oft ist die Masse nicht ganz gleichmäßig, sondern besteht aus einzelnen, verschieden großen Kugeln und Tropfen, die sich dann meist etwas dunkler färben.

49/12 c. Ein drittes, mehr aus der Mitte genommenes Präparat zeigt zum großen Teil denselben drüsigen Bau. Nach einer Seite hin sind aber keine Lumina mehr zu sehen, sondern die Tumorzellen zu dicken Wülsten und Streifen angeordnet, zwischen denen weit klaffende, prall mit roten Blutkörperchen gefüllte Gefäße liegen.

An einer zirkumskripten Stelle fehlt die Kernfärbung fast ganz. Nur einzelne, schwach gefärbte Kerne heben sich aus einer mehr diffus gefärbten Masse heraus. Dabei ist die ursprüngliche gröbere Struktur des Gewebes noch ziemlich erhalten.

49/12 c, 1 und 2. Ähnliche Bilder zeigen zwei weitere, aus der Nähe des vorigen entnommene Präparate. Interessant ist in dem ersten der beiden ein kreisförmiges Gebilde, das im Inneren aus Tumorzellen zusammengesetzt erscheint, die noch drüsige Anordnung erkennen lassen. Das Gebilde liegt scheinbar außer jedem Zusammenhang mit der übrigen Geschwulst, von einer bindegewebigen, elastische Fasern enthaltenden Kapsel umgeben, mitten im Fettgewebe, in der Nähe einer größeren Arterie. Das Tumorgewebe berührt an einigen Stellen die bindegewebige Wand, an anderen befindet sich zwischen beiden ein Spaltraum. An den letzteren Stellen kann man eine Auskleidung der Bindegewebshülle mit flachen Zellen bemerken, während an ersteren Bindegewebszüge von der Wand in das Innere hineinziehen, teilweise Kapillaren enthaltend. Durch den Kreis zieht, ein Segment abschneidend, ein dicker Bindegewebsstreifen.

Zwei ähnliche rundliche Bildungen zeigt das andere, aus dieser Gegend des Tumors entnommene Präparat. Nur sind bei ihm die Wände der Gebilde nicht so scharf von der Umgebung abgegrenzt und ärmer an elastischen Elementen.

Es sind dies, wie auch das obige, Querschnitte von Gefäßen, die völlig von Tumormassen ausgefüllt sind. Oben ist es wohl eine Vene, das letztere Lymphgefäße.

Wir haben es also hier mit einem Krebs der Schilddrüse zu tun, den man näher als Adenokarzinom bezeichnen könnte. Das ganze Bild entspricht im wesentlichen, ja fast genau, dem, das Langhans (Über die epithelialen Formen der malignen Struma. Virch. Arch. Bd. 189, 1907) als „wuchernde Struma" bezeichnet, der als erstes Stadium die Wucherung in soliden Strängen und erst als sekundäres die Gruppierung der Zellen zu Drüsenbildungen auffaßt. Ersteres würde unserem Bilde 49/12 c, letzteres hauptsächlich 49/12 a entsprechen.

Es sind also drei Fälle von maligner Struma, zwei Karzinome, ein Sarkom. Gemeinsam ist allen drei das Einwachsen des Tumors in die Nachbarschaft und in die Gefäße, deren Wand vollständig durchsetzt, deren Lumen ausgefüllt wird. Es ist auf diesen Punkt schon mehrfach in der Literatur aufmerksam gemacht worden.

Mindestens in drei Fällen, Nr. 5, 11 und 12, waren hämatogen entstandene Metastasen vorhanden.

Ob sich der maligne Tumor jedesmal aus einer vorhergehenden Struma benigna entwickelt oder auch aus der normalen Schilddrüse entstehen kann, kann ich nach den mir zur Verfügung stehenden Angaben nicht entscheiden. Es scheint immerhin, als wären in den von mir untersuchten Fällen wenigstens bei 601/08 in der Spitze und bei 55/09 im linken Lappen eine besonders reichliche Kolloidentwicklung in den noch nicht malignen veränderten Teilen der Schilddrüse vorhanden gewesen, vielleicht die Reste des Struma colloides, aus der sich die Struma maligna entwickelt hat.

Für die Entwicklung der Struma maligna aus der benigna spricht ja auch der von O. Ehrhardt: Zur Anatomie und Klinik der Struma maligna, Beiträge zur klinischen Chirurgie Bd. 35, 1902 angegebene Befund, daß die Häufigkeit der Struma maligna in den einzelnen Gegenden in einem gewissen Verhältnis zur Häufigkeit des Kropfes überhaupt stehe.

So gibt er an:

Bern:	unter	7461	Sektionen	42	Str.	malg.
Wien:	„	18147	„	50	„	„
Prag:	„	7700	„	17	„	„

Das entspricht Prozentsätzen von 0,6 bzw. 0,25 bzw. 0,2 auf Hundert.

Wir haben dagegen unter 13426 Sektionen höchstens 13 Fälle (wobei noch nicht einmal alles sicher primäre Schilddrüsentumoren sind), also höchstens einen Prozentsatz von 0,1 auf Hundert.

Wir finden Frauen ebenso häufig betroffen wie Männer. Bei Entstehung der Str. maligna aus gewöhnlichem Kropf müßte man eigentlich annehmen, daß bei Frauen auch die Struma maligna häufiger sein müßte. Das wird auch in der Literatur angegeben. Ehrhardt: 110 Männer gegen 144 Frauen; Huguenin (Kasuistisches und Kritisches zur Lehre des Karzinoms der Schilddrüse. D. Zeitschr. f. Chir. 1904, LXXIII): 10 Männer, 15 Frauen. Unsere Zahlen sind auch zu klein, als daß man daraus etwas Besonderes schließen könnte.

Von unseren Fällen waren 8 zwischen dem 50. bis 70. Jahre gestorben, 2 waren über 70, 2 unter 40 und einer zwischen 40 und 50. Ehrhardt finden einen größeren Prozentsatz zwischen 30 und 50 Jahren, besonders bei Karzinom.

Ich schließe den Abschnitt über die Struma maligna, ohne aus dem allzu kleinen Material irgendwelche näheren Schlüsse auf Entstehungsweise und Ursache des bösartigen Kropfes zu ziehen, mit dem Hinweis, daß auch in der norddeutschen Tiefebene der bösartige Kropf nicht unbekannt ist.

Ich komme jetzt zur Untersuchung der speziellen Art des Kropfes und ihrer

Verteilung im Berliner Material, soweit darüber etwas aus den Angaben der Protokolle zu entnehmen ist. Da sich hierbei ähnliche Verhältnisse ergeben, wie sie auch sonst gefunden werden, so kann ich mich kurz fassen und im wesentlichen auf Zahlenangaben beschränken.

Am häufigsten finden wir Kröpfe mit ausgeprägt kolloider Entartung; von unsern 527 etwa 190. Rein parenchymatös, ohne jedes makroskopisch sichtbare Anzeichen von Kolloid waren 85. In 56 Fällen waren einzelne Teile rein parenchymatös, andere zeigten kolloiden Inhalt. 42 mal waren Anzeichen von Verkalkung. Den Rest bilden Kröpfe mit zystischer Entartung, übergehend bald mehr zur parenchymatösen, bald mehr zur kolloiden Form, im ganzen etwa 60 und einzelne Kropfarten, die mehr zu den Seltenheiten gehören. In 70 Fällen fehlte jegliche Angabe über die spezielle Art der Struma.

Prozentualiter haben wir also in Berlin:

Struma colloides	42%,
Struma parenchymatosa	19%,
Struma parenchymatosa et colloides	12%,
Struma calcificans	9%.

Unter den rein parenchymatösen Kröpfen kann man zwei deutlich verschiedene Arten unterscheiden:

Einmal ist die Vergrößerung eine diffuse. Die ganze Schilddrüse oder wenigstens ein Lappen ist gleichmäßig daran beteiligt. In anderen Fällen haben wir einzelne, scharf umschriebene Einlagerungen, Knoten.

Nehmen wir an, daß die Kröpfe, bei denen die Protokolle nichts als „Struma parenchymatosa" angeben, solche diffusen Wucherungen sind, so erhalten wir, mit den genauer protokollierten Fällen:

Str. parenchym. diffusa	39 = 46%,
Str. parenchym. nodosa	38 = 45%.

Der Rest zeigt außer diffuser Vergrößerung noch zirkumskripte, eingelagerte Knoten, so daß man von Struma parenchymatosa diffusa, partim nodosa sprechen müßte.

Ein wichtiger Unterschied zwischen der Struma parenchymatosa diffusa und der nodosa liegt in der Größe.

Die schon beim Lebenden deutlich hervortretenden Kropfbildungen sind meist solche diffuser Natur. So fanden wir unter 24 genaueren Größenangaben bei Struma parenchymatosa diffusa etwa 20, die von mindestens Hühnereigröße waren.

Bei den Fällen mit zirkumskripter parenchymatöser Wucherung handelt es sich meist um erbsen- bis haselnuß-, höchstens walnußgroße Knoten, die sich im Innern der Schilddrüse beim Durchschneiden finden. Vergrößerung der Drüse im ganzen, so daß sie schon äußerlich auffällt, ist selten.

9 mal von 24 genaueren Größenangaben machte die Schilddrüse gar keinen vergrößerten Eindruck, einmal war sie sogar kleiner als normal, 7 mal zeigte sich geringe Schwellung, in den anderen Fällen war sie etwa hühnereigroß.

Daher machten auch diese knotigen Formen viel seltener Verdrängungserscheinungen bei den Nachbarorganen, als die diffusen, von denen uns in einigen Fällen mitgeteilt wird, daß sie die Trachea, einmal sogar den Ösophagus umwachsen hätten, meist mit Kompression der betreffenden Organe. Im allgemeinen muß ich aber hervorheben, daß so große Kröpfe im Charitématerial überhaupt zu den Seltenheiten gehören.

Wir haben im ganzen 9 Fälle gefunden, in denen die Struma in anomale Beziehungen zu Trachea und Ösophagus tritt. 5 mal wird die Trachea komprimiert, 4 mal umwachsen, ohne Veränderung des Lumens, 2 mal ist der Ösophagus beteiligt.

In allen diesen Fällen wird die Struma nicht von zirkumskripten Knoten, sondern durch diffuse Wucherungen des Parenchyms gebildet.

Von den 9 Patienten waren 6 im 50. Lebensjahr oder älter. Das höhere Alter scheint also etwas bevorzugt zu sein. Das Verhältnis von Männern und Frauen ist das gewöhnliche.

Dieselben Verhältnisse, besonders in bezug auf das Alter der Personen, finden sich bei den substernalen Kröpfen, von denen 5 beobachtet wurden.

5 von diesen 14 mit abnorm großen (seltener nur abnorm gelagerten) Kröpfen behafteten Patienten stammten aus Schlesien, 5 hatten ihren Geburtsort in der Provinz Brandenburg, 2 in Sachsen, 1 in Pommern, 1 in Braunschweig.

Natürlich gehörten nicht alle diese komprimierenden Kröpfe der Gattung Struma parenchymatosa an. Ich habe sie nur jetzt schon mitbesprochen, weil bei ihnen besonders deutlich hervortritt, wie die größten Formen durch diffuse Wucherungen, nicht durch einzelne Knoten gebildet werden.

Kehren wir zur Struma parenchymatosa zurück, so muß hervorgehoben werden, daß 11 mal eine rein parenchymatöse Wucherung dem Morbus Basedowii zugrunde lag. Diese Kröpfe gehörten sämtlich der diffusen Form an. Wir können also unser Urteil über den Basedow-Kropf noch dahin genauer abgeben, daß die Basedowsche Krankheit in der Mehrzahl der Fälle durch eine diffuse Hyperplasie des Schilddrüsengewebes ohne degenerative Prozesse bedingt wird.

Endlich sei noch hervorgehoben, daß nur 1 mal eine Struma parenchymatosa diffusa mit Tod an Tuberkulose vorkam, so daß also zwar nicht ein absolutes, aber doch sehr auffälliges Ausschließungsverhältnis zwischen diffus parenchymatöser Struma und tödlicher Tuberkulose besteht.

Farbe und Konsistenz des parenchymatösen Kropfes ist verschieden und weicht nicht von den sonst in der Literatur darüber gefundenen Angaben ab.

Komplizierter liegen die anatomischen Verhältnisse bei den Kröpfen, bei denen wir kolloide Veränderungen finden.

Da auch hier unsere Befunde den sonstigen entsprechen, will ich darauf nicht näher eingehen und nur kurz erwähnen, daß auch das Kolloid bald mehr in umschriebenen Partien, Knoten oder Zysten zu finden ist, bald diffus sich in dem Kropf ausbreitet und ihm ein gleichmäßig glasiges Aussehen gibt oder ihn wie mit durchsichtigen Tautropfen besät erscheinen läßt. Wiederum sind im allgemeinen die Kröpfe mit der diffusen Kolloidbildung die größeren.

Wir können also annehmen, daß sowohl die Struma parenchymatosa diffusa als auch die Struma parenchymatosa nodosa kolloid entarten können und so zu bald umschriebenen, bald knotigen Kolloidanhäufungen Veranlassung geben.

Während sich also die diffusen und die nodösen Kröpfe in mancher Beziehung unterscheiden, haben beide Formen die Fähigkeit, Kolloid zu bilden, die ja auch der normalen Schilddrüse eigen ist, beibehalten. Aus dem früher Gesagten ging hervor, daß sogar die malignen Formen der Struma häufig noch die Fähigkeit der Kolloidbildung besitzen.

Eine dritte Form ist die Struma calcificans, selten mit richtiger Knochenbildung, also ossificans.

Die Verkalkungen zeigen zwei Eigentümlichkeiten. Erstens kommen sie hauptsächlich bei alten Leuten vor. Ich fand im ganzen 53 Fälle, von denen einige allerdings nur ganz geringe Mengen von Kalk enthielten. Von diesen 53 waren Leute bis zum 50. Lebensjahr nur etwa 17%, während das 6. und 7. Jahrzehnt je 28, das 8. 25% lieferten. Schon das weist darauf hin, daß sich der Kalk erst sekundär in älteren Kröpfen ablagerte.

Die zweite Eigentümlichkeit ist die Art des Auftretens. Der Kalk findet sich nämlich stets entweder in Tumoren oder in der Wand von Zysten abgelagert. Er schlägt sich wohl stets sekundär in kolloiden Massen nieder.

Endlich kommen wir noch zu den Kröpfen mit zystischen Bildungen. Sie sind ungefähr ebenso häufig wie die mit Kalkablagerungen. Unter meinem Material fanden sich etwa 60 derartige Fälle. Die Zysten enthalten sehr verschiedenartigen Inhalt; bald sind sie mit gallertigen Massen, bald mit einer klaren, gelben Flüssigkeit, bald mit hämorrhagischem Inhalt gefüllt. Es ist wohl anzunehmen, daß es sich ursprünglich überall um Kolloidzysten, also gewissermaßen Sekretionszysten handelt, die sich nach Resorption des Kolloids sekundär mit einer serösen Flüssigkeit oder, unter dem Einfluß kleiner Traumen mit Blut füllen. Die Wand kann, wie vorher erwähnt, Kalk enthalten, meist ist sie einfach fibröser Natur.

Selten vorkommende Arten von Kröpfen sind endlich noch die Struma vasculosa, ausgezeichnet durch besonders starke Gefäßentwicklung. Sie hielt man häufig für typisch für die Basedow-Struma, was ich nach unserm Material nicht bestätigen kann. Sie kam unter unseren Fällen einmal vor.

Eine Struma zeigte besonders starke Bindegewebsentwicklung, Struma fibrosa, eine bestand völlig aus Fettgewebe, Struma lipomatosa.

Die Strumae malignae sind früher behandelt.

Wir können also, kurz zusammenfassend, zwei Arten von Strumen unterscheiden, die diffuse Hyperplasie der Schilddrüse und die zirkumskripte Knotenwucherung. Aus diesen können sich sekundär die verschiedenen anderen Formen entwickeln.

Wir kommen jetzt zur Frage nach der Ätiologie des Kropfes, insoweit sie sich aus der Art der geographischen Verteilung unserer Kropffälle ergibt.

Leider ist das Material, das mir zur Verfügung stand, gerade für derartige Untersuchungen nicht sehr geeignet, da mir nur der letzte Aufenthaltsort und der Geburtsort der Kröpfigen, nicht aber ihr sonstiger Aufenthalt, speziell zur Zeit, als ihr Kropf entstand, zu erfahren möglich war. Überhaupt fehlen mir meist die Angaben über die Dauer, wie lange der Kropf schon bestanden hat, wann er entstanden ist, ob er rasch oder langsam entstanden ist und ähnliche.

Da der Kropf, in Berlin angeboren, kaum und auch in der Kinderzeit in der typischen Form fast nie vorkommt, wie wir oben sahen, so wird auch der Geburtsort der Patienten nur eine geringe Rolle spielen.

Eine Zusammenstellung unserer Patienten nach dem Geburtsort ergab folgendes Resultat:

Berlin	18,8 %,
Provinz Brandenburg	21,2 %,
„ Ostpreußen	5 %,
„ Westpreußen	4 %,
„ Posen	4,2 %,
„ Pommern	5,3 %,
„ Schlesien	11,8 %,
„ Sachsen	6 %,
„ Hannover	0,9 %,
„ Schleswig-Holstein	0,2 %,
„ Westfalen	0,3 %,
Rheinprovinz	1 %,
Provinz Hessen-Nassau	0,3 %,
Königreich Bayern	0,9 %,
„ Sachsen	1,9 %,
„ Württemberg	0,2 %,
die anderen deutschen Staaten	4,2 %;

Österreich	2,8 %,
Rußland	0,9 %,
Sonstige	1,2 %,
Unbekannt	8,9 %.

Wir sehen, daß ein immerhin großer Teil der Fälle aus Berlin und der Provinz Brandenburg stammt. In der Provinz Brandenburg wiederum sind die beteiligten Orte ziemlich gleichmäßig verteilt. Daneben weisen Schlesien, Sachsen, Pommern und Ostpreußen die höchsten Zahlen auf. Daß die Provinzen so verschieden stark beteiligt sind, ist natürlich hauptsächlich auf äußere Umstände zurückzuführen. Je weiter die Gegend von Berlin entfernt ist, um so geringer sind die Gelegenheiten, daß Leute nach Berlin kommen, speziell in der Charité zur Behandlung oder zur Sektion gelangen.

Neben dem Geburtsort war es mir nur möglich, den letzten Aufenthaltsort, nämlich den vor Einlieferung in die Charité, zu ermitteln. Wäre dieser Aufenthalt nun irgendwo auf dem Lande oder in kleinen Städten der Provinz Brandenburg, so wären vielleicht aus der Lage der Städte usw. einzelne Schlüsse zu gestatten, da man dann noch eine gewisse Seßhaftigkeit annehmen könnte.

Von unsern 527 Patienten gaben aber 380 als letzten Aufenthaltsort Berlin, ferner 68 Berliner Vororte an, zusammen 448. Wie unsicher irgendwelche Schlüsse aus diesen Berliner Zahlen wären, ergibt sich von selbst, wenn man die Frequenz in dem Wechsel der Berliner Bevölkerung bedenkt.

Von den übrigen 77 ist der Wohnort von 26 unbekannt; es restieren 51 Patienten, von denen 36 aus der Provinz Brandenburg, der Rest aus Posen, Pommern, Schlesien, einige aus dem Auslande sind.

Wie oben erwähnt, haben etwa 40% aller Patienten Berlin oder die weitere Provinz Brandenburg als Geburtsort angegeben. Da nun bei allen diesen, wie ein Vergleich ergab, auch der letzte Aufenthaltsort nach der Provinz Brandenburg (resp. Berlin selbst) fiel, so können wir mit größerer Wahrscheinlichkeit sagen, daß wenigstens ein großer Teil von diesen Kröpfen in Berlin oder der Provinz Brandenburg entstanden ist, daß wir es also bei etwa 40 % wirklich mit einheimischem Kropf zu tun haben.

Wenn wir uns die Lage der 36 Wohnorte in der Provinz Brandenburg ansehen, so zeigt es sich, daß sie sich in ungefähr gleichmäßigem Ringe um Berlin gruppieren. Von irgendeiner Anordnung an Gewässer ist nichts zu merken. Die Gruppierung um Berlin beruht natürlich einfach auf äußeren Verhältnissen. Je näher sie Berlin wohnen, um so leichter werden sie einmal in Berlin zur Sektion kommen.

Ein ganz ähnliches Verhältnis ergibt sich bei der Verteilung der 68 anderen auf die Berliner Vororte.

Sehen wir uns jetzt ganz kurz einige Dinge an, die schon für die Ätiologie des Kropfes ins Feld geführt worden sind.

Von den älteren Autoren gibt uns Hirsch in seiner historisch-geographischen Pathologie, Erlangen 1860, eine gute Übersicht der damals verbreiteten, oft viel umstrittenen Ansichten und Hypothesen. Es sind meistens Anschauungen, die sich einseitig auf die endemische Verbreitung des Kropfes in Gebirgsgegenden beziehen.

Da werden bald die hohe Temperatur und die Stagnation der Luft in den Gebirgstälern, bald abnorm hoher Feuchtigkeitsgehalt der Luft oder jähe Temperaturschwankungen beschuldigt, dann die Ursache auf geologische Formation und Gesteinsart zurückgeführt, bald die verschiedensten Trinkwassertheorien aufgestellt, die hier das Schnee- und Eiswasser, dort die Armut des Wassers an atmosphärischer Luft, endlich die mineralischen Beimengungen oder den Mangel an Jod für die Causa nocens halten, Theorien, die zum Teil noch heute in der Diskussion stehen (Bircher,

Ewald), zum Teil jetzt verlassen sind. Schließlich werden noch die sozialen Verhältnisse, Erblichkeit und anderes mehr verantwortlich gemacht.

Wenn alle diese Dinge, wenigstens die klimatischen und geologischen Ursachen, vielleicht für die Entstehung des Kropfes in den Gebirgsgegenden von einer gewissen Bedeutung sind, wie man ja hier und dort direkte Epidemien von Kropf auftreten sah, so 1783 in Nancy, 1852 in Nivet in Frankreich, 1820 in Silberberg in Oberschlesien (vgl. Hauke, Beobachtungen über Kropf. Huvelands Journal 1838), so können sie für den mehr sporadisch auftretenden Kropf in Berlin kaum in Frage kommen.

Das müssen wir jedenfalls festhalten, daß sich in unserem Berliner Material keine Anhaltspunkte für eine dieser Theorien finden. Das Wasser scheint mir wenigstens, und darin stimme ich mit Davidsohn überein, an der Ätiologie unseres sporadischen Kropfes entweder ganz unbeteiligt zu sein, oder es läßt sich wenigstens keine Schuld des Wassers nachweisen.

Das Fehlen des Kropfes im kindlichen Alter und das Auftreten mit der Pubertät, zugleich das Überwiegen der Frauen weist vielleicht auf einen gewissen Zusammenhang der Kropfbildung mit der Sexualsphäre hin. Dafür spräche auch, daß ja Beziehungen zwischen der Basedowschen Krankheit, die man doch jetzt auch als Primärerkrankung der Schilddrüse auffaßt, und der Sexualsphäre wohl ziemlich sicher nachgewiesen sind. Derartige Beziehungen wären gut verständlich allein für die diffusen Formen des Kropfes, wie wir sie ja auch hauptsächlich bei Morbus Basedowii sehen. Schwer ließe es sich dagegen denken, daß auf solche Weise eine zirkumskripte Wucherung, adenomatöser Art, sich in einem drüsigen Organ entwickeln sollte.

Irgendwelche Tatsachen, die für die Ätiologie dieser Struma nodosa heranzuziehen wären, haben sich aus unserem Material gar nicht ergeben.

Literatur.

1. Davidsohn, Über den schlesischen Kropf. Virch. Arch. Bd. 205. — 2. Charité-Annalen 1904—1910. — 3. Hirsch, Historisch-geographische Pathologie 1860. — 4. Lebert, Krankheiten der Schilddrüse. Breslau 1862. — 5. Haucke, Beobachtungen über den Kropf. Hufelands Journal 1838. — 6. Ewald, Die Erkrankungen der Schilddrüse. Nothnagels Handb. XXII, 1. Wien 1896. — 7. Bircher, Zur experimentellen Erzeugung der Struma. D. Zeitschr. f. Chir. 1910. — 8. Tomellini, Experimentelle Untersuchungen über die Tuberkulose der Schilddrüse. Zieglers Beitr. z. path. Anat. Bd. 37, 1905. — 9. Frugoni u. Grixoni, Günstiger Einfluß der wirksamen Elemente der Schilddrüse auf die experimentelle tuberkulöse und pseudotuberkulöse Infektion. Berl. klin. Wschr. XLVI, 25, 1909. — 10. Th. Langhaus, Über die epithelialen Formen der malignen Struma. Virch. Arch. Bd. 189, 1907. — 11. Huguenin, Kasuistisches und Kritisches zur Lehre vom Karzinom der Schilddrüse. D. Zeitschr. f. Chir. LXXIII, 1904. — 12. Labhardt u. Saltykow, Ein Fall von ungewöhnlich großem sekr. Lebertumor bei atypischem Schilddrüsenkarzinom. D. Zeitschr. f. Chir. LXXIV, 1904. — 13. E. Hedniger, Über Intima-Sarkomatose in sarkomatösen Strumen. Virch. Arch. Bd. 164, 1901. — 14. Rahel Zipkin, Hyalinähnliche kollagene Kugeln epithelialer Zellen in malignen Strumen. Virch. Arch. Bd. 182, 1905. — 15. K. Fischer, Struma congenita der Neugeborenen, operativ behandelt. Beitr. z. klin. Chir. LIV, 1907. — 16. Demme, Krankheiten der Schilddrüse in Gerhards Handbuch der Kinderkrankheiten. — 17. Ehrhard, Zur Anatomie und Klinik der Struma maligna. Beitr. z. klin. Chir. XXXV, 1902. — 18. Carrel, Du cancer thyreoidien. Gaz. des Hôp. LXXIII, 1900. — 19. Isidor Löwy, Über Basedow-Symptome bei Schilddrüsenneoplasmen. Wien. klin. Wschr. 1909, 48. — 20. Chiari, Kenntnis der hämatogenen Geschwulstmetastasen. Prag. med. Wschr. XXX, 1905, 17 u. 18.

Lebenslauf.

Ich, Martin Staemmler, bin am 23. Oktober 1890 zu Duschnik (Prov. Posen) als Sohn des Pastors Johannes Staemmler und seiner Ehefrau Elisabeth, geb. Lehnerdt, geboren und evgl. Konfession. Von meinem 6. Lebensjahre an besuchte ich die Vorschule des Kgl. Gymnasiums in Bromberg, trat im Jahre 1899 in das Gymnasium ein und erwarb Ostern 1908 auf dem Kgl. Friedrich-Wilhelm-Gymnasium in Posen das Reifezeugnis. Ostern 1908 begann ich mein med. Studium an der Universität in Halle, studierte das Sommer-Semester 1909 in Jena und ging im Oktober 1909 nach Königsberg, wo ich im Sommer-Semester 1910 das Physikum bestand.

Im Winterhalbjahr 1910/1911 studierte ich in Göttingen, im Sommer 1911 in Halle und vom Winter 1911 bis Ostern 1913 in Berlin. Hier vollendete ich am 23. Mai 1913 mein Staatsexamen. Am 22. Juni 1914 bekam ich meine Approbation als praktischer Arzt und promovierte am 29. Januar 1916 an der Universität Berlin.

Meine Lehrer während der Studienzeit in Berlin waren die Herren Professoren: Baginsky, Bier, Bumm, Flügge, Franz, Goldscheider, Greeff, v. Hansemann, Heubner, Kaiserling, Killian, Lesser, Lewin, Orth, Passow, Ziehen.

www.fsc.org
MIX
Papier | Fördert gute Waldnutzung
FSC® C083411

Zeitfracht Medien GmbH
Ferdinand-Jühlke-Straße 7
99095 Erfurt, Deutschland
produktsicherheit@kolibri360.de